CONTRIBUTION A L'ÉTUDE

DE LA

PLEURÉSIE DOUBLE LATENTE

SÉRO-FIBRINEUSE

CONTRIBUTION A L'ÉTUDE

DE LA

PLEURÉSIE DOUBLE LATENTE

SÉRO-FIBRINEUSE

PAR

Le Docteur É. GRUCKER

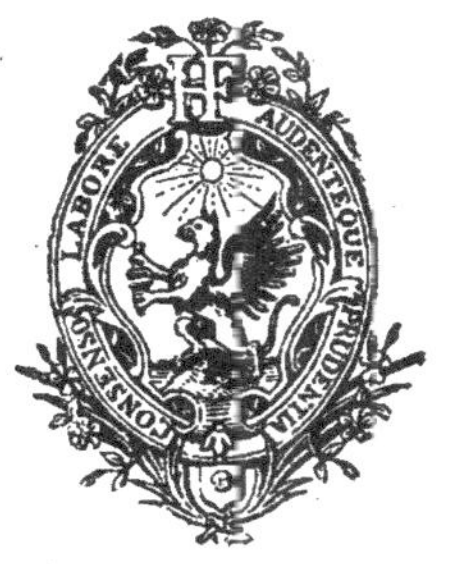

MONTPELLIER
IMPRIMERIE CENTRALE DU MIDI
(HAMELIN FRÈRES)

1896

PERSONNEL DE LA FACULTÉ

MM. MAIRET (✻)............. Doyen
CARRIEU................. Assesseur

PROFESSEURS

Hygiène..	MM. BERTIN-SANS.
Clinique médicale..	GRASSET (✻).
Clinique chirurgicale....................................	TEDENAT.
Clinique obstétricale et gynécologie	GRYNFELTT.
Thérapeutique et matière médicale...............	HAMELIN (✻).
Clinique médicale..	CARRIEU.
Clinique des maladies mentales et nerveuses.......	MAIRET (✻).
Physique médicale..	IMBERT.
Botanique et histoire naturelle médicale	GRANEL.
Clinique chirurgicale....................................	FORGUE.
Clinique ophtalmologique..............................	TRUC.
Chimie médicale et pharmacie.......................	VILLE.
Physiologie...	HEDON.
Histologie..	VIALLETON.
Pathologie interne.......................................	DUCAMP.
Anatomie	GILIS.
Opérations et appareils................................	ESTOR.
Médecine légale et toxicologie	N...
Id. Sarda (Ch. du c.)	
Anatomie pathologique.................................	N...
Id. Bosc (Ch. du c.)	
Microbiologie..	N...

Professeurs honoraires : MM. JAUMES, DUBRUEIL (✻), PAULET (O ✻).

CHARGÉS DE COURS COMPLÉMENTAIRES

Clinique annexe des maladies des enfants.	MM. BAUMEL, agrégé.
Accouchements	PUECH, agrégé.
Clinique ann. des mal. syphil. et cutanées..	BROUSSE, agrégé.
Clinique annexe des maladies des vieillards.	ESPAGNE, agrégé libre.
Pathologie externe..........................	N...

AGRÉGÉS EN EXERCICE :

MM. BAUMEL, BROUSSE, SARDA, LECERCLE, RAUZIER
MM. LAPEYRE, MOITESSIER, BOSC, de ROUVILLE, PUECH
MM. VALLOIS, MOURET, DELEZENNE, GALAVIELLE

MM. H. GOT, *secrétaire.*
F.-J. BLAISE, *secrétaire honoraire.*

EXAMINATEURS DE LA THÈSE :
MM. DUCAMP, *président.*
GRASSET.
BROUSSE.
SARDA.

La Faculté de médecine de Montpellier déclare que les opinions émises dans les Dissertations qui lui sont présentées doivent être considérées comme propres à leur auteur ; qu'elle n'entend leur donner ni approbation ni improbation.

A MON PÈRE, A MA MÈRE

A MON FRÈRE, A MA SŒUR

A MES AMIS

É. GRUCKER.

A MON PRÉSIDENT DE THÈSE

MONSIEUR LE PROFESSEUR DUCAMP

A MES MAITRES

É. GRUCKER.

AVANT-PROPOS

En soumettant ce modeste travail au jugement de nos Maîtres, nous n'avons pas la prétention d'apporter quelque élément nouveau à l'histoire des pleurésies latentes.

Notre but a été simplement de grouper, en un ensemble que nous nous sommes efforcé de rendre clair, les idées émises par d'autres plus compétents sur cette affection qui, à cause de son évolution insidieuse et de sa terminaison souvent foudroyante, nous a paru devoir attirer l'attention du médecin.

Ces pleurésies latentes doubles sont, croyons-nous, plus fréquentes qu'on ne serait tenté de le croire depuis la découverte de l'auscultation et de la percussion.

A vrai dire, dès que l'attention du médecin est portée sur elles, ces pleurésies se manifestent avec tous les signes des épanchements pleuraux.

Mais en raison de leur peu de retentissement sur l'état général, de l'absence des signes subjectifs, ou bien de la diversité et de la variabilité de ces signes quand ils se manifestent, elles sont méconnues le plus souvent par le médecin et par le malade. Les signes révélateurs sont ignorés parce qu'ils ne sont pas cherchés.

M. le professeur Ducamp a bien voulu nous communiquer une observation ayant trait à un fait récent de mort subite, par suite de pleurésie latente double séro-fibrineuse.

C'est cette observation qui a appelé notre attention sur cette maladie et nous a engagé à en faire le sujet de notre thèse inaugurale.

Au début de notre travail, nous avons exposé le résultat de nos recherches dans la littérature médicale en ce qui concerne l'histoire de la pleurésie latente double. Puis nous avons cherché les causes de cette affection, étudié son anatomie pathologique et sa microbiologie, enfin établi son diagnostic, son pronostic et son traitement.

Etant données la complexité et l'étendue de ce sujet, nous craignons de ne l'avoir pas traité avec toute la compétence désirable.

Mais nous savons que nous pouvons compter sur l'indulgence de nos Maîtres, car durant le cours de nos études elle ne nous a jamais fait défaut.

Aussi bien nous les prions d'agréer l'hommage de notre vive gratitude.

Que M. le Professeur Ducamp nous permette de lui exprimer ici combien nous lui sommes reconnaissant de la bienveillance qu'il nous a témoignée en toutes circonstances, des excellents conseils qu'il a bien voulu nous donner au sujet de notre travail et enfin de l'honneur qu'il nous a fait en acceptant la présidence de notre thèse.

CONTRIBUTION A L'ÉTUDE

DE LA

PLEURÉSIE DOUBLE LATENTE

SÉRO-FIBRINEUSE

HISTORIQUE

Fonssagrives, dans sa traduction du *Traité clinique des maladies de la poitrine*, de Walshe, définit ainsi la pleurésie latente : « On dit que la pleurésie est latente quand elle parcourt ses périodes sans produire de symptômes évidents, quand il n'y a ni point de côté, ni toux, ni dyspnée, ni mouvement fébrile. Dans les cas de ce genre, l'épanchement peut avoir atteint la clavicule et refoulé le cœur, sans que le malade ait la conscience de son état. S'il consulte, c'est parce qu'il éprouve une vague sensation de malaise, ou pour mieux dire quelque indisposition qui n'a aucun rapport avec la poitrine. Les signes physiques remettent les choses sous leur jour véritable. La grande difficulté consiste souvent à persuader au malade qu'il a réellement une maladie sérieuse à faire traiter. J'ai vu souvent des malades porteurs d'épanchements abondants de cette sorte, ne pas abandonner les occupations qui leur étaient habituelles. »

Avant Walshe, on s'était déjà occupé de la pleurésie latente, de sa nature et de sa terminaison.

Bonet, dans le *Sepulchretum*, relate une observation de mort subite causée par un épanchement pleural considérable : « Mors subita, ab hydrope thoracis, pulmonum momentum impediente. »

Lancisi (*De subitaneis mortibus*) rapporte deux observations dans lesquelles la mort subite ne peut avoir été causée que par la pleurésie. Dans la première il est question d'un homme habitué à faire des excès de table, qui fut pris d'une grande difficulté de respirer à la suite d'un repas copieux. Le lendemain il était mort. A l'autopsie, on trouva dans les plèvres droite et gauche une quantité considérable de sérosité, refoulant les poumons contre les côtes, et, dans le cœur droit, des caillots qui l'obliteraient presque complètement.

« Elevato sterno, dit Lancisi, serum in utraque pectoris cavitate magna copia offendimus... Dexterum cordis sinum insignes polypi fere universum opplebant. »

La seconde observation est moins caractéristique que la première, car, outre l'épanchement qu'on trouva dans les plèvres, il y avait de la sérosité dans les ventricules du cerveau.

C'est Baglivi qui, le premier, donna à ces pleurésies évoluant sans donner lieu à des symptômes pyrétiques et à des troubles fonctionnels marqués, le nom de pleurésies latentes : « Pleuritides, dit-il, frequenter sunt occultæ quia indolentes, unde gravissimi errores in praxi. »

Van Swieten remarqua que c'est surtout chez les individus dont le sang n'est pas riche qu'on observe le plus fréquemment ces épanchements pleurétiques insidieux et souvent considérables : « In illis vero quorum humores in spissitudinem inflammatoriam non adeo vergunt, frequenter pectoris hydrops nascitur. » (*Swieten Aphorismos. Pleuritis.*)

« Le premier, dit M. le professeur Fuster, qui a très bien

décrit la pleurésie latente, est Stoll, qui l'a spécialement observée au commencement de juillet 1776 ; il dit que, pour la découvrir, il faut quelquefois faire respirer très fortement le malade, que souvent la douleur s'éveille alors; puis il conseille de faire coucher le malade dans diverses positions ; il est plus oppressé dans un décubitus que dans un autre ; il ajoute qu'on doit le faire tousser, ce qui révèle souvent la maladie ; enfin, il remarque que ces pleurésies mènent souvent à la tuberculisation pulmonaire : « Est (pleuritis latens) sæpe chronica, non raro hæreditoria, tumque in phitisim terminanda (*Aphorisme 188*). »

Broussais, dans son *Histoire des phlegmasies chroniques*, insiste particulièrement sur les pleurésies latentes et déclare qu'il a remarqué que la douleur était d'autant moins vive que l'épanchement était plus considérable.

Laënnec, dans son *Traité d'auscultation*, dit : « Il arrive quelquefois que les deux plèvres sont enflammées à la fois, cas rares, si l'on met de côté les pleurésies doubles qui se forment peu d'heures avant la mort et dans l'agonie de toutes les maladies aiguës et chroniques ; il n'est point rare alors de rencontrer de légers épanchements pleurétiques doubles accompagnées de fausses membranes minces, molles et évidemment récentes ; il ne l'est pas beaucoup non plus de voir une légère pleurésie envahir, dans la dernière heure de la maladie, le côté resté sain jusque-là dans une pleurésie grave, mais il l'est beaucoup de voir les deux plèvres prises à la fois d'une inflammation intense, accompagnée de fausses membranes et d'un épanchement abondant. »

Néanmoins, quand on parcourt les auteurs, on en trouve un assez grand nombre d'exemples : Graves, Bouillaud, Andral, Oulmont en rapportent, en effet, plusieurs cas.

Louis, dans ses *Recherches sur la phtisie*, déclare que, sur cent cinquante pleurétiques, il n'a vu d'épanchements doubles, en dehors de rhumatisme, que dans la gangrène et la tuberculose.

« Il importe de savoir, dit Trousseau, que c'est dans les pleurésies latentes que les épanchements sont le plus consirables, le plus excessifs, et que ces pleurésies sont souvent elles-mêmes la manifestation de la diathèse tuberculeuse, l'expression d'une phtisie commençante. »

Dans son livre sur la *Granulie*, Empis, au sujet de la pleurésie qui accompagne cette affection, s'exprime ainsi : « Très rarement elle débute par un frisson, la douleur de côté est sourde et l'oppression très peu intense ; il y a un certain état de malaise, de l'insomnie, de l'inappétence. Il est très fréquent dans ce cas que la pleurésie soit double, ou bien, qu'au moment où elle quitte un côté, elle se porte sur le côté opposé, ce qui n'est point le propre de la pleurésie simple, et ce qui implique presque toujours l'existence d'une disposition pathologique générale, dominant les fluxions locales. »

M. Maintenon, dans sa thèse sur les *Pleurésies doubles* (Paris, 1873), écrit ce qui suit : « La pléurésie double est presque toujours symptomatique ; l'inflammation simultanée des deux plèvres est une maladie très grave et d'autant plus dangereuse qu'elle est le plus souvent méconnue. Quand elle a une marche chronique, il y a peu de symptômes généraux, quoique la pleurésie soit double. »

M. Fernet (*Dictionn. de Dechambre*), M. Netter (*Traité de médecine*), MM. Kelsch et Vailliard (*Archives de physiologie*, 1886) se sont surtout occupés de la pleurésie séro-fibrineuse en tant que « fonction de tuberculose. »

MM. Hérard, Cornil et Hanot (*la Phtisie pulmonaire*), 1888, écrivent : « Un épanchement pleurétique double est le plus souvent symptomatique d'une maladie générale ; il ne reste plus, si l'on a constaté l'épanchement, qu'à établir quelle est cette maladie générale, ce qui se pourra faire au moyen des commémoratifs, de l'examen des autres organes, de l'aspect général du malade. La nature du liquide ne fournit pas grande indication, puisqu'il est souvent séreux, au moins pendant les premiers temps..... C'est dans la période d'état de la tuberculose que l'on observe d'habitude ces pleurésies latentes qui donnent naissance à des épanchements considérables sans que rien en puisse faire soupçonner l'existence, hormis la recherche des signes stéthoscopiques. »

Dans une communication à l'Académie de médecine au sujet du traitement de la pleurésie (24 mai 1892), M. Colin dit : « Une des leçons que j'ai professées durant de longues années au Val-de-Grâce, avait pour titre : *la pleurésie latente dans l'armée*, son principal objectif était de déceler la fréquence de tous les cas où, sans fièvre, sans douleur, sans s'être plaints une seule fois, sans autre symptôme qu'un peu d'essoufflement à la marche, de fatigue à porter le sac, des militaires sont reconnus porteurs d'énormes épanchements qui devaient dater de plusieurs semaines. »

Chomel, dans ses *Leçons cliniques*, recueillies par Requin, insiste particulièrement sur la pleurésie double rhumatismale.

« Dans le cours du rhumatisme articulaire, il survient quelquefois des épanchements dans la cavité des membranes séreuses, par suite d'une inflammation le plus ordinairement latente et sourde de ces mêmes membranes. C'est surtout à l'intérieur des plèvres ou du péricarde que ces épanchements se forment.

» Ces pleurésies latentes sont tout au plus annoncées, si l'on ne tient compte que des symptômes que le malade accuse lui-même, par quelques douleurs vagues et légères dans la région précordiale ou mammaire, quelquefois même rien ne fait soupçonner la formation d'un épanchement jusqu'à ce que l'accumulation progressive de la sérosité soit devenue assez considérable pour produire d'effrayants symptômes d'étouffement et constituer un danger sérieux. M. Chomel a souvent été appelé en consultation pour des cas de rhumatisme dans lesquels le malade éprouvait un malaise infini, respirait avec un obscur sentiment de gêne ; il reconnaissait alors un épanchement pleurétique qui devait dater de loin, d'un mois par exemple ; et cependant le médecin ordinaire n'en avait pas conçu le moindre soupçon »

Mais il serait, croyons-nous, fastidieux d'énumérer toutes les autorités médicales qui ont traité des pleurésies doubles, étant donné surtout que nous aurons, dans le cours de ce travail, l'occasion de les nommer et de rapporter leurs opinions.

ETIOLOGIE

Actuellement, la cause la plus prochaine que l'on connaisse de l'inflammation de la plèvre est l'envahissement de cette cavité par des organismes pathogènes.

« La plèvre, dit Grancher, quand elle n'est pas atteinte par le fait d'une maladie générale et dyscrasique, comme le rhumatisme, ne peut que subir le contre-coup des lésions de voisinage, de quelque nature que soient ces lésions. »

Dans le cas qui nous occupe, c'est-à-dire dans les pleurésies doubles, on admet que la cause de cette affection résulte de la propagation à la plèvre de l'infection produite par le bacille de Koch ou par l'agent pathogène encore inconnu du rhumatisme articulaire aigu.

Nous écarterons de suite, comme étant étrangers à notre sujet, ces hydrothorax bilatéraux qui ne sont pas reliés à une inflammation pleurale, mais dus à un simple épanchement séreux uni à une hydropisie d'origine cardiaque ou autre. Ces hydrothorax se distinguent de l'inflammation de la plèvre, en ce qu'ils ne s'accompagnent pas d'exsudat pseudo-membraneux et qu'il n'y a pas de fibrine dans le liquide qui est peu coagulable et de densité inférieure à 1005.

La pleurésie double rhumatismale peut être aiguë ou latente. Quand elle est latente, elle s'établit à la façon des complications cardiaques qui resteraient méconnues, si l'on négligeait d'ausculter le cœur pendant l'évolution du rhumatisme.

Habituellement, elle apparaît vers la deuxième semaine du rhumatisme articulaire ou musculaire.

Mais on l'a vu survenir neuf jours (Block), six jours (G. Sée), dix-sept jours (Douvat) avant le rhumatisme.

L'âge paraît avoir une certaine influence sur le développement de la pleurésie rhumatismale. Elle est très commune chez les jeunes enfants. C'est de huit à quinze ans qu'elle apparaît le plus fréquemment.

Roger, à la suite d'une observation d'un enfant de douze ans, atteint d'un double épanchement, ajoute : « Il m'a semblé que la pleurésie était une complication fréquente dans le rhumatisme infantile, plus fréquente et relativement plus grave, peut-être, que dans le rhumatisme des adultes. »

M. Maintenon, qui a recueilli une dizaine d'exemples de pleurésies doubles dans le jeune âge, croit que cette complication est plus fréquente chez les filles que chez les garçons.

Quand la pleurésie rhumatismale n'est pas consécutive à d'autres manifestations de cette infection, c'est le froid humide qui en est la cause occasionnelle la plus habituelle, surtout si le refroidissement agit brutalement sur le corps en sueur.

Bien que, dans ces pleurésies, les troubles fonctionnels soient très peu accusés, l'épanchement est toujours très abondant. La marche de la maladie est très variable et l'on peut, d'un jour à l'autre, trouver des différences énormes dans la quantité du liquide épanché. La résorption, qui est la terminaison ordinaire, se fait avec rapidité et d'une manière complète. Mais l'épanchement peut persister et exposer, comme toutes les pleurésies doubles, à la mort subite.

Depuis les travaux de Louis, personne ne conteste la nature tuberculeuse des pleurésies doubles non rhumatismales. C'est même, d'après Grancher, la seule notion qui soit hors de conteste dans tout ce qui a trait à la tuberculose pleurale. Hors de là, tout lui paraît confus et confondu.

M. Maintenon, dans sa thèse sur les pleurésies doubles,

s'exprime ainsi : « Une des causes les plus fréquentes des pleurésies doubles est, sans contredit, le tubercule. Elles sont plus fréquentes chez l'adulte que chez l'enfant. Elles ont une marche essentiellement chronique, donnant naissance à peu de phénomènes généraux. L'épanchement n'est presque jamais égal des deux côtés ; la première plèvre est en voie de résorption lorsque l'autre épanchement se montre. »

La pleurésie double peut survenir à toutes les périodes de la tuberculose pulmonaire ; cependant elle est rare au début. Elle se montre surtout dans la période d'état de la maladie, et alors elle revêt d'emblée les caractères de la pleurésie latente. Elle apparaît aussi fréquemment (un dizième des cas, d'après Louis) vers la fin de la phtisie.

Dans ces trois variétés de faits, quels que soient sa forme, son étendue, son siège, la pleurésie n'est qu'une complication de la tuberculose pulmonaire.

Mais il peut arriver aussi que les poumons restent sains et que la tuberculose se localise sur les plèvres.

M. Empis a décrit une variété de granulie commençant par la plèvre : « Le plus souvent, dit-il, le début est insidieux, la marche de la pleurésie latente et les deux côtés de la poitrine sont affectés ensemble ou successivement. »

Il y a un mouvement fébrile peu marqué, pas de frisson ni de point de côté. Si on ne songe pas à ausculter et à percuter le malade, on croit avoir affaire à une fièvre synoque, à un embarras gastrique, à une fièvre typhoïde. Il arrive fréquemment que la grande séreuse abdominale est envahie en même temps et d'une façon aussi insidieuse.

La plèvre peut donc être atteinte primitivement en sa qualité de membrane séreuse ou secondairement en tant qu'enveloppe.

« Lorsque, dit Empis, les tubercules sont en rapport avec la plèvre, leur présence est une cause d'appel fluxionnaire qui peut avoir pour unique effet une simple hypercrinie de la plèvre qui constitue une pleurésie latente symptomatique. »

D'après le même auteur, l'épanchement dans la tuberculose pulmonaire à marche lente resterait longtemps stationnaire, tandis que dans la granulie il est prompt à se résorber. Il est possible que ce soit là la marche ordinaire de l'épanchement granulique ; mais nous publions une observation qui démontre que l'épanchement ne se résorbe pas toujours et peut arriver à causer, par son abondance, la mort subite.

Nous croyons avoir suffisamment insisté sur l'origine bacillaire des pleurésies latentes doubles séro-fibrineuses ; voyons maintenant quelles sont les causes occasionnelles qui déterminent le défaut de résistance du sujet à cette infection.

En première ligne nous citerons là scrofule, dont les relations avec la tuberculose sont depuis longtemps connues. L'hérédité, la fatigue, le climat, l'alcoolisme, l'impaludisme, la syphilis et surtout la contagion, prennent une part importante dans l'étiologie de ces pleurésies, comme d'ailleurs dans les autres manifestations bacillaires.

La tuberculose miliaire pleurale semble évoluer de préférence chez les sujets robustes, sans antécédents héréditaires, mais soumis à la diathèse arthritique ou entachés d'alcoolisme. Enfin, on a souvent accusé le froid d'être la cause des pleurésies. Mais, quand il s'agit de pleurésies doubles, on admet généralement qu'il n'agit que comme cause occasionelle.

En résumé, la plèvre, pas plus que les autres séreuses, n'est presque jamais le siège d'une inflammation simple. C'est ce que voulait dire Lasègue, quand il affirmait que la pleurésie n'était pas une maladie de la plèvre. Celle-ci ne peut que subir le contre-coup des lésions de voisinage qui, dans le cas qui nous occupe, sont rhumatismales ou tuberculeuses.

ANATOMIE PATHOLOGIQUE

Dans ce chapitre, nous nous occuperons :

1° Des modifications anatomiques de la plèvre dans les pleurésies rhumatismale et tuberculeuses ;

2° Des fausses membranes;

3° De l'épanchement et de sa bactériologie ;

4° Enfin des modifications anatomiques des poumons sous-jacents.

A. — PLEURÉSIE RHUMATISMALE

La plupart des auteurs anciens ont considéré le rhumatisme comme une inflammation.

Cependant Van Swieten fait une différence entre l'inflammation du rhumatisme et celle des autres maladies : « Quamvis autem rhumatismus pro causa maxima inflammationem habeat exitus tamen inflammationis in suppurationem raro sequitur admodum, et ita rhumatismus ab aliis morbis inflammatoriis differt. »

Chomel range les inflammations rhumatismales parmi les phlegmasies, mais il en fait une phlegmasie spéciale : « Le rhumatisme ne doit pas être rangé parmi les phlegmasies proprement dites ; et lorsqu'il se présente sous la forme inflammatoire, l'inflammation n'est pas idiopathique, mais symptomatique, et elle a une nature spécifique. »

Trousseau, et Pidoux pensent que le rhumatisme aigu est une phlegmasie, mais que les maladies qui lui sont congénères peuvent exister sans inflammation.

Pour Fernet, on peut caractériser anatomiquement les phlegmasies rhumatismales en disant qu'elles sont surtout constituées par l'hyperémie, qu'elles ne font que toucher les tissus, sans les modifier profondément, et qu'elles ne conduisent qu'exceptionnellement à l'altération organique et à la suppuration ; qu'elles sont par conséquent comme intermédiaires à la congestion et à l'inflammation vraie ; que ce sont en un mot des hyperémies phlegmasiques.

Le début de la phlegmasie rhumatismale est brusque ; la dissémination du travail morbide est son essence. Elle s'accompagne d'une exagération notable des sécrétions locales. Le flux de la plèvre qui seul nous intéresse ici ne consiste pas dans l'issue de la sérosité du sang hors des vaisseaux par le fait d'un obstacle mécanique à la circulation, comme cela se produit dans les hydrothorax d'origine cardiaque, mais il résulte d'une irritation de la séreuse insuffisante pour modifier la texture normale du tissu et n'aboutissant qu'à exagérer ses fonctions ; c'est, comme le dit Fernet, une irritation sécrétoire.

Dans la pleurésie rhumatismale on ne trouve pas de fausses membranes. Le liquide épanché est séro-fibrineux, occupe les deux côtés de la poitrine, est très abondant, mais peut d'un jour à l'autre présenter des différences de niveau énormes.

La résorption se fait généralement en peu de temps et d'une manière complète ; mais, étant donné la rapidité avec laquelle l'épanchement se forme, il peut entraîner des accidents mortels avant qu'on ne se doute de son existence.

B. — PLEURÉSIES TUBERCULEUSES

La tuberculose peut, nous l'avons dit, se manifester sur la plèvre à l'état isolé et primitif, ou bien consécutivement à l'infection du poumon sous-jacent.

La pleurésie est la compagne habituelle de la phtisie chronique.

Les tubercules peuvent se présenter sur la plèvre sous toutes les formes. Ils peuvent être disséminés sous forme miliaire et entraîner des lésions étendues en surface. Ils peuvent, au lieu d'être transparents, blanchâtres, résistants, superficiels, être opaques, jaunâtres, friables et situés à la face profonde de la séreuse. Ils forment alors des amas caséeux de consistance molle. La séreuse est recouverte de fausses membranes épaisses, peu résistantes, infiltrées de tubercules.

Enfin ils peuvent avoir leur point de départ dans le tissu conjonctif profond ou entre les deux feuillets de la séreuse et évoluer vers l'état fibreux.

Ces diverses formes peuvent d'ailleurs coïncider ou se succéder les unes aux autres.

Les tubercules sont dits intra-séreux ou extra-séreux, selon qu'ils se développent à la surface interne ou externe de la plèvre viscérale, soit dans les fausses membranes unissant les deux plèvres. Les lésions sont presque dans tous les cas plus prononcées sur le feuillet pariétal. Mais la dissémination des granulations grises peut se faire jusqu'aux parties du foliole fibreux du diaphragme qui, pour Lépine, est un véritable lieu d'élection pour les productions secondaires tuberculeuses.

Kelsch et Vailliard en ont étudié avec le plus grand soin les lésions anatomiques. Nous ferons à leur Mémoire de larges emprunts.

Dans les pleurésies séreuses, la plèvre est recouverte d'un enduit fibrineux derrière lequel on voit la fausse membrane très injectée, parfois ecchymotique. Celle-ci, et souvent aussi la séreuse sous-jacente, est criblée de granulations tuberculeuses grises, transparentes. Parfois de véritables plaques tuberculeuses tapissent en partie les plèvres en enveloppant les poumons à la façon d'une coque, mais ces plaques s'observent le plus souvent à l'état caséeux.

La néo-membrane est constituée histologiquement par du tissu conjonctif, des vaisseaux et des granulations tuberculeuses. Elle est rattachée à la plèvre hyperémiée par de nombreux vaisseaux. Le tissu conjonctif est en général amorphe, parsemé de cellules migratrices et d'éléments vaso-formateurs. Autour des nodules tuberculeux ce tissu se tasse et revêt un aspect nettement fibroïde. Les vaisseaux sont nombreux, de petit calibre et dépourvus de parois propres. Parfois les follicules occupent presque toute la plèvre, pénétrant entre les lobules avec les prolongements de la plèvre viscérale, comprimant ces lobules qui ne contiennent aucune trace de tuberculose.

La plèvre est, dans tous les cas, épaissie parfois d'une façon énorme. Elle offre 1 ou 2 centimètres d'épaisseur et l'épanchement se trouve enkysté dans cette poche rigide. Par sa face externe, elle est souvent si intimement unie à la paroi costale qu'il est impossible de l'en détacher. Sa face interne est lisse, uniforme ou plus ou moins tomenteuse, recouverte d'amas fibrineux, jaunâtres, comme gélatineux.

La fausse membrane est tomenteuse, irrégulière, creusée d'ulcérations; fibroïde dans sa profondeur, elle est fibro-cellulaire à sa surface où se rencontrent de nombreux nodules tuberculeux disséminés dans son épaisseur. La partie profonde de la fausse membrane s'organise en tissu conjonctif et donne la solidité à celle-ci. Dans les épanchements séreux, en effet, on constate toujours la tendance du tubercule et du tissu néoformé à l'organisation fibreuse. De là, comme conséquence physiologique, l'exsudation de la partie séreuse du sang, telle que la laissent transsuder des vaisseaux capables de retenir les éléments constitutifs principaux de ce liquide.

De là aussi la tendance à la cicatrisation après la disparition de l'épanchement.

Dans la forme aiguë de tuberculisation de la plèvre qu'Empis a décrite, les granulations semées sur la plèvre déterminent une vascularisation et des ecchymoses à leur pourtour, une exsudation de fibrine à leur surface, une formation nouvelle de tissu embryonnaire autour d'elles, et un épanchement liquide dans la cavité séreuse (Cornil et Ranvier).

Epanchement. — On ne peut rien dire de précis sur l'abondance plus ou moins considérable de l'épanchement dans la pleurésie tuberculeuse, sur la rapidité plus ou moins grande avec laquelle cet épanchement se forme, sur la durée plus ou moins longue de la pleurésie ; sous ce rapport toutes les éventualités sont possibles (Hanot).

On peut néanmoins dire, d'une façon générale, que dans la pleurésie latente double l'épanchement est très abondant. Il a une durée souvent très longue, soit qu'il augmente jusqu'à réplétion totale de la cavité thoracique, soit qu'il reste stationnaire. Il est rarement égal des deux côtés de la poitrine. Dans l'observation de Kelsch et Vailliard, que nous publions, il est de deux litres et demi à gauche, de 800 grammes à droite. Dans une observation tirée de la thèse de M. Oulmont, l'épanchement à droite était de trois litres et la plèvre gauche contenait une grande quantité de sérosité.

Pour établir une moyenne, même approximative, de l'abondance du liquide dans les pleurésies latentes, il faudrait un grand nombre d'observations. De plus, comme trop souvent l'épanchement ne se découvre qu'à l'autopsie, il est impossible d'évaluer exactement sa quantité.

On n'y rencontre pas les fausses membranes abondantes et épaisses de la pleurésie franche inflammatoire. Lorsqu'il est de formation récente, le liquide est citrin ; lorsqu'il est de formation ancienne, il a la couleur de la bière brune.

Au début, l'épanchement pleural est disposé en lame et il

est régi par les règles de la capillarité. Plus tard, quand il est devenu plus considérable, il retombe, par son propre poids, dans la partie postérieure et inférieure de la cavité pleurale, puis sur le côté et en avant, refoulant le poumon en haut et en dedans contre le médiastin, ou la colonne vertébrale.

Damoiseau a démontré que, lorsque l'épanchement ne remplit pas la totalité du thorax, il décrit une ligne parabolique dont l'extrémité vertébrale est plus élevée que l'extrémité antérieure. Mais si l'épanchement est considérable, et c'est le cas dans les pleurésies latentes doubles, alors la limite supérieure devient horizontale.

Jusqu'à présent, on n'a que rarement décelé microscopiquement le bacille dans le liquide des pleurésies tuberculeuses, lorsque ce liquide est séreux. On ne le rencontre que dans le liquide purulent et dans le caillot fibreux. Mais Gombault et Chauffard, en inoculant le liquide séreux de ces pleurésies à des cobayes, ont produit une infection tuberculeuse.

On a trouvé le staphylococcus albus accompagnant le bacille de Koch, et l'on s'est demandé si les pleurésies tuberculeuses ne seraient pas liées à une infection secondaire par le staphylocoque. Dans ce cas, la tuberculose n'agirait que comme cause prédisposante, la cause vraiment efficiente étant l'infection secondaire par le staphylocoque, le pneumocoque, etc., et même par le bacille d'Eberth (Fernet).

Le poumon sous-jacent à l'épanchement est réduit de volume, comprimé, anémié, en quelque sorte carnifié. Il est le siège d'une pneumonie interstitielle, et les cloisons cellulaires interlobaires se transforment en cloisons fibreuses.

Nous verrons l'influence de cet état du poumon sur la marche de la tuberculose et sur le traitement de la pleurésie latente.

SYMPTOMATOLOGIE ET DIAGNOSTIC

En général, le malade atteint de pleurésie ressent certains symptômes tels que fièvre, frisson, douleur, dyspnée, qui lui indiquent très nettement qu'il a une affection sérieuse. S'il va consulter un médecin, celui-ci, par suite de la multiplicité des signes qui accompagnent la pleurésie, établira facilement son diagnostic.

Mais, lorsque la pleurésie s'établit sans phénomènes nettement accusés, le malade ne vient que rarement consulter le médecin et bien longtemps après le début de sa maladie. Il se plaint alors d'un malaise général, de la perte de ses forces, de douleurs vagues dans tout le thorax, dans les hypocondres, dans les fosses iliaques, dans le bas-ventre, etc.

Il ne tousse pas, ou à peine, et, quand il reste inactif, rien ne lui paraît changé dans son état normal

M. Lorne raconte dans sa thèse l'histoire d'une femme qui vint à l'hôpital se faire traiter pour une affection utérine. Elle éprouvait une grande pesanteur dans le bas-ventre. Comme sa santé paraissait un peu altérée, bien qu'elle ne présentât aucun symptôme rationnel d'une affection thoracique, on l'ausculta et on constata, avec étonnement, l'existence d'un épanchement pleural considérable qui rendit nécessaire la thoracentèse. Le liquide évacué, la pesanteur utérine disparut et la malade guérit.

Assez souvent les malades se plaignant d'avoir perdu l'appétit, de mal digérer, on est tenté de croire à un simple embarras gastrique. L'erreur est plus facile encore à commettre lorsqu'il existe de la dyspepsie flatulente, ainsi que le fait remarquer Hobershon (*Lancet*, 1868), qui regarde ce symptôme comme un des plus constants et des plus trompeurs de la pleurésie latente.

M. Rendu cite l'observation d'une malade, chez laquelle la pleurésie était tellement latente et les troubles gastriques si bien marqués, que pendant plusieurs jours elle fut traitée pour un embarras gastrique. Ce fut fortuitement que l'épanchement fut découvert.

M. Potain raconte qu'il soigna pendant plusieurs jours une jeune fille pour une fièvre intermittente, alors qu'elle avait seulement une pleurésie.

Lorsque les pleurésies latentes sont secondaires, et c'est le cas ordinaire, le diagnostic exige toute l'attention du médecin. Dans le rhumatisme, quand la pleurésie coïncide avec des manifestations articulaires ou musculaires, on peut attribuer, le plus souvent, la douleur que ressent le malade à l'affection rhumatismale que l'on suppose avoir envahi les articulations costo-vertébrales ; et comme, par suite de la généralisation du rhumatisme, le malade est difficile à remuer, on ne l'examine pas.

Chez les enfants, la pleurésie rhumatismale détermine souvent des vomissements, avec diarrhée abondante, et même des douleurs abdominales intenses qui peuvent faire croire à toute autre maladie qu'à une inflammation pleurale. Aussi la recherche des signes physiques est-elle ici plus que partout ailleurs la seule sauvegarde du médecin.

Nous avons vu que les pleurésies du début de la tuberculose commune sont souvent à marche lente et insidieuse et peuvent, par leur abondance, masquer les lésions pulmonaires. « De même chez un tuberculeux avéré, dit Potain, il importe de surveiller attentivement la plèvre, car en dehors de ces pleurésies sèches, partielles ou généralisées qui sont pour ainsi dire la règle dans la tuberculose, il peut apparaître un épanchement pleural, soit généralisé, soit interlobaire, qui jouera un grand rôle dans l'évolution de la maladie. »

Dans la pleurésie granulique aussi l'invasion est lente, sans réaction inflammatoire. « Rarement, très rarement, dit Empis, elle débute par du frisson, la douleur du côté est presque toujours sourde et l'oppression est très peu intense. Quand, par hasard, il existe des symptômes généraux, ceux-ci éveillent plutôt l'idée d'une fièvre typhoïde que d'une affection thoracique. »

On voit donc que les cas sont nombreux où le médecin peut passer à côté d'une pleurésie sans la reconnaître. « Le plus souvent, dit Potain, il s'agit d'une négligence, d'un défaut d'attention, qui tiennent à ce qu'on ne pratique pas un examen complet d'un malade récalcitrant ou que l'on a peur de fatiguer. Le médecin peut être considéré comme coupable lorsqu'il se contente de faire ce diagnostic à première vue, qui était autrefois si en honneur. Retenez bien ceci : il faut examiner complètement votre malade, même quand la nature de son affection vous paraît absolument évidente. »

Nous savons que les signes sont les mêmes, que la pleurésie soit latente ou soupçonnée. On devra seulement se rappeler que, lorsque l'épanchement survient des deux côtés en même temps, l'égale diminution de la sonorité à droite et à gauche empêche de reconnaître par la percussion l'existence de la double collection. Dans ce cas, au contraire, l'auscultation fournit de précieux renseignements (Andral).

PRONOSTIC

Dans ce chapitre, nous nous occuperons plus spécialement de la mort subite dans la pleurésie latente double.

Nous ne voulons pas dire que ce soit là toujours la terminaison de cette affection. Quand la pleurésie est d'origine rhumatismale elle a une grande tendance de se résorber. Dans la tuberculose, il arrive également que l'épanchement disparaît spontanément. Mais il suffit de lire le *Bulletin de la Soc. méd. des hôpitaux* et les différentes discussions sur la thoracentèse qui y sont reproduites, pour voir les préoccupations qui ont assailli des médecins éminents à propos de la mort subite dans la pleurésie.

« Il est à remarquer, dit M. Weill, dans la *Revue de Médecine*, que c'est dans les formes dont l'aspect est le moins menaçant, chez des malades sans fièvre, sans dyspnée, se tenant hors du lit, alors qu'aucun avertissement ne vient faire présager l'issue funeste, qu'éclatent, dans quelques cas, des accidents des plus graves aboutissant à la mort instantanément ou au bout de quelques instants. Cette éventualité est d'autant plus grave qu'elle laisse parfois dans l'esprit du médecin quelques doutes et quelques regrets sur la façon dont il a dirigé le traitement. »

C'est généralement de vingt à trente ans qu'on observe la mort subite dans la pleurésie. L'homme y paraît prédisposé. Sur vingt-quatre cas, nous n'en avons trouvé que cinq se rapportant à des femmes.

Chomel, Requin, Cruveilhier, Oulmont, avaient observé la mort dans des cas relativement anciens, datant de quelques semaines et même de quelques mois. Depuis les exemples se sont multipliés.

On a depuis longtemps déjà cherché une explication à la mort subite dans la pleurésie. Nous ne reproduirons pas toutes les théories émises. Nous donnerons seulement les conclusions de M. Weill sur ce sujet. Voici les principaux faits qui ressortent de son travail sur les causes de la mort subite dans la pleurésie :

1° La mort subite dans la pleurésie paraît conjuguée à certaines lésions dont les principales sont : les thromboses ou les embolies du cœur et de l'artère pulmonaire, les altérations du myocarde qui échappent souvent, car elles exigent l'emploi du microscope.

2° Les cas de mort subite attribuées à de simples troubles fonctionnels comme la syncope grave, à des troubles mécaniques comme la déviation du cœur, la torsion des vaisseaux, la courbure à angle droit de la veine cave ascendante, à des lésions hypothétiques comme les embolies capillaires du cerveau, doivent être provisoirement réservées.

3° La mort subite survient dans les pleurésies les plus diverses, aiguës ou chroniques, à épanchement progressif, stationnaire ou en retrait. Généralement le liquide est séreux.

4° Les pleurésies qui se terminent par la mort subite s'accompagnent ou non de symptômes particuliers, tels que accès de dyspnée, syncope prémonitoire, pouls irrégulier, déviation cardiaque. Souvent la mort survient au milieu des apparences les plus satisfaisantes. Elles se produit le plus généralement à l'occasion d'un mouvement ou d'un effort.

5° Le traitement — la thoracentèse — a une action préventive efficace.

TRAITEMENT

Le traitement de la pleurésie double latente ne diffère guère du traitement ordinaire des pleurésies avec épanchement. Cependant, si les deux plèvres contiennent du liquide, la thoracentèse sera le plus souvent nécessaire.

Mais cette règle n'est pas absolue et nous verrons qu'il existe des contre-indications.

Pour Dieulafoy, l'urgence de la thoracentèse ne peut et ne doit être basée que sur la quantité de liquide épanché ; dès que le liquide atteint ou dépasse 100 gr., peu importe que le malade ait ou non de la dyspnée, il n'y a pas d'hésitation possible.

D'après M. Potain, l'indication de la thoracentèse doit être cherchée dans les considérations suivantes :

1° Les troubles fonctionnels.
2° L'abondance de l'épanchement.
3° L'âge de l'épanchement.
4° La nature de l'épanchement.

1° *Troubles fonctionnels.* — M. G. Sée dit qu'on doit, pour opérer, attendre les signes d'asphyxie bleue ou blanche. M. Lancereaux n'opère que quand la dyspnée est intense.

D'autres attendent la tendance syncopale.

L'opinion de Dieulafoy et de Potain est qu'on ne doit jamais attendre l'apparition de ces signes. Ils manquent souvent, surtout la dyspnée, ou préviennent trop tard.

2° *L'abondance de l'épanchement* se juge d'après sa hauteur. Quand le niveau atteint la clavicule, si le poumon paraît affaissé et s'il y a des signes de distension de la cavité pleurale, la thoracentèse est urgente.

3° *L'âge de l'épanchement* ne peut guère se déterminer dans la pleurésie latente, le malade ne pouvant donner aucun renseignement.

4° *La nature de l'épanchement* n'a ici qu'une importance secondaire, car nous savons que dans les pleurésies doubles latentes le liquide est presque toujours séro-fibrineux.

Des objections sérieuses ont été opposées à la pratique de la thoracentèse à la suite de pleurésie survenue chez un tuberculeux. Pour Laënnec, tant que l'épanchement existe la tuberculose reste stationnaire ; mais, si on fait disparaître le liquide, l'affection primitive reprend sa marche. Legroux allait plus loin et pensait que la pleurésie, chez les tuberculeux arrivés à la période des cavernes, pouvait favoriser leur guérison.

Pidoux disait que, tantque l'épanchement subsistait, la tuberculose semblait sommeiller pour reprendre son activité l'épanchement une fois disparu. Colin pensait, comme Pidoux, qu'il y avait un certain antagonisme entre la tuberculose pleurale et la tuberculose pulmonaire.

Perret (de Lyon), Hérard et Cornil, pensent également que l'épanchement pleurétique peut être de nature à enrayer la maladie, par suite de la compression à laquelle est soumis le poumon et de la non-vascularité de l'organe qui en est la conséquence.

Enfin, M. le professeur Potain est d'avis que ces épanchements peuvent dans certains cas, par le repos et la compression qu'ils procurent aux poumons sous-jacents, retarder la marche de la tuberculose.

Bayle, Louis, Trousseau, Peter, pensent, au contraire, que

la pleurésie de longue durée entretient une phlegmasie au pourtour du poumon dont elle gêne les fonctions au profit des développements tuberculeux possibles chez tous les sujets.

Devant des opinions aussi contradictoires et soutenues de part et d'autre par des autorités médicales telles que Laënnec, Potain, Trousseau et Peter, il serait peut-être permis d'hésiter sur la conduite à tenir dans le cas de pleurésie unilatérale.

Mais, dans le cas de pleurésie double, il nous paraît que la thoracentèse s'impose, étant donné la possibilité toujours proche de la mort subite. Si l'épanchement était très peu considérable, peut-être alors seulement devrait-on remettre l'opération.

« On ne peut pas, dit Perret (de Lyon), laisser persister un épanchement considérable, la syncope sera toujours à redouter. On devra extraire le liquide partiellement; mais, lorsque la nature voudra se charger de la résorption, il sera toujours préférable de la laisser agir; la résorption se fera lentement. »

Dans le cas, enfin, où la thoracentèse étant pratiquée, on craindrait une marche plus rapide de la tuberculose par suite de la congestion des poumons, on pourrait, suivant l'ingénieuse idée de M. Potain, remplacer par de l'air stérilisé, le liquide évacué au fur et à mesure de sa sortie.

CONCLUSIONS

1° Les pleurésies doubles latentes séro-fibrineuses sont habituellement d'origine rhumatismale ou tuberculeuse.

2° Ces pleurésies latentes sont fréquentes.

3° Elles se terminent assez souvent par la mort subite.

4° Lorsque l'épanchement, par son abondance, ne met pas la vie du malade en danger immédiat, on peut laisser à la nature le soin de la résorption. Mais, lorsque, comme il arrive le plus souvent, l'épanchement est considérable et n'a aucune tendance à se résorber, il faut se hâter de pratiquer la thoracentèse, de crainte de mort subite.

OBSERVATIONS

Observation I

(Due à l'obligeance de M. le professeur Ducamp)

Pleurésie double latente tuberculeuse

Le jeune J..., âgé de treize ans, mourut l'an dernier, subitement, en se levant de table. Comme il paraissait jouir d'une bonne santé, et comme dans la journée même de la mort il avait fait une longue promenade à pied, on pensa qu'il y avait crime.

L'autopsie est ordonnée. On trouve dans les deux plèvres droite et gauche un épanchement très abondant constitué par un liquide citrin et limpide ; l'épanchement pleurétique est plus abondant à gauche. Les deux cavités pleurales droite et gauche présentent en outre de très nombreuses adhérences, entre leurs deux feuillets, constituées par de fausses membranes friables, non organisées.

Enfin, les plèvres droite et gauche offrent encore de nombreuses granulations tuberculeuses ; ces granulations, disséminées sur tout le feuillet pariétal des deux plèvres, sont prédominantes dans les parties de ce feuillet voisines du rachis et en présente en plus grand nombre du médiastin. La plèvre gauche que la plèvre droite.

Les poumons sont atélectasiés et n'offrent ni tubercules ni noyaux de pneumonie.

Rien au péricarde. Le cœur est complètement vide de sang.

L'ouverture de l'abdomen fait constater dans le péritoine un épanchement séreux et foncé.

Le péritoine dans les feuillets viscéral et pariétal n'est le siège d'aucune inflammation et d'aucune granulation.

Le foie et la vésicule biliaire sont normaux.

La rate est normale, bien qu'un peu grosse.

Les reins sont congestionnés et présentent un petit piqueté rouge de la substance corticale.

L'estomac ne présente aucune altération macroscopique. Il contient environ 300 cc. d'aliments.

L'intestin grêle, qui présente à sa face externe des arborisations vasculaires très marquées, présente à sa face interne des semis de granulations tuberculeuses ; ces tubercules siègent dans les duodénum et dans la partie terminale de l'intestin grêle jusqu'à la valvule.

Le gros intestin est pâle, et le rectum présente également du côté de la muqueuse de nombreuses granulations tuberculeuses.

Ces diverses granulations tuberculeuses, soit intestinales, soit pleurales, mesurent de 1 à 2 millimètres de diamètre.

Les ganglions mésentériques sont volumineux, de couleur blanchâtre, non caséifiés au centre, bien que quelques-uns paraissent avoir leur centre moins consistant.

L'ouverture de la cavité crânienne montre que les méninges, le cerveau, le cervelet et le bulbe sont absolument normaux et ne présentent notamment pas de granulations tuberculeuses.

En résumé, l'autopsie démontre que la mort doit être attribuée au double épanchement pleural.

Cette observation montre quel intérêt peut présenter, au point de vue médico-légal, cette affection trop souvent méconnue.

Observation II

(KELSCH ET VAILLIARD)

Pleurésie double tuberculeuse

Seg..., âgé de vingt-deux ans, cavalier au 16e dragons, entre à l'hôpital du Val-de-Grâce (service de M. Villemin), le 10 mai 1884. Cet homme, de constitution moyenne, n'accuse d'autre maladie antérieure qu'une fièvre typhoïde à l'âge de quatorze ans. Depuis cette époque, il a toujours joui d'une excellente santé jusque vers le commencement du mois de mars. A ce moment, il est pris de diarrhée qui nécessite un traitement à l'infirmerie d'abord, puis à l'hôpital, d'où il sort guéri après dix jours. Seg... reprend alors son service, mais éprouve une faiblesse insolite progressivement croissante.

Vers le 10 avril, la diarrhée se reproduit ; le malade est pris d'une petite toux sèche et commence à ressentir dans le côté gauche du thorax une douleur mal localisée, assez vive pour limiter l'amplitude des mouvements respiratoires. Seg... est admis à l'infirmerie le 25 avril, mais sa situation ne s'y améliore pas ; il perd l'appétit, s'amaigrit, ressent parfois vers le soir des frissonnements suivis de chaleurs et sueurs, et l'admission à l'hôpital devient nécessaire.

Au moment de l'entrée (10 mai), on note, indépendamment des symptômes précédents, une forte fièvre, de la dyspnée et une légère cyanose des extrémités. La physionomie exprime la souffrance et l'abattement.

L'intelligence est obnubilée ; les réponses sont difficiles. Le malade se plaint surtout d'une douleur mal limitée à la partie antérieure de la poitrine et d'une grande gêne à respirer. L'examen de la poitrine fait reconnaître un épanchement pleurétique gauche remontant en arrière jusqu'à l'épine de l'omoplate. Du même côté, la partie supérieure du poumon est encombrée de râles sibilants et sous-crépitants. A droite, la respiration est obscure vers les parties inférieures.

Pendant la nuit du 11, le malade présente les premiers symptômes d'une méningite à laquelle il succombe le 13 dans l'après-midi ; dans la matinée, on avait constaté l'existence d'un épanchement moyen à droite.

Autopsie. — *Cavité pleurale gauche.* — La cavité pleurale gauche contient environ 2 litres et demi d'un liquide citrin, épais, comme visqueux. Le poumon, réduit au quart de son volume normal, est refoulé dans la gouttière costo-vertébrale.

La plèvre pariétale apparaît d'un rouge vif, comme infiltrée dans ses couches superficielles par une vaste nappe hémorragique. Détachée de la paroi costale, elle mesure environ 2 millimètres d'épaisseur. Sur la coupe on y distingue un fin semis de nodules minuscules, gris, translucides, en général isolés, quelquefois groupés, siégeant surtout dans l'épaisseur de la membrane, mais affleurant aussi à la surface, à laquelle ils donnent par places un aspect chagriné.

La plèvre pulmonaire présente un aspect analogue. Les trois lobes sont réunis par des exsudats mous au-dessous desquels on distingue un semis très abondant de nodules tuberculeux miliaires.

Le poumon atélectasié présente au tiers moyen de son bord antérieur deux noyaux indurés, de la grosseur d'une noisette, confinant presque à la plèvre, et qui, sur la coupe, sont constitués par des amas péribronchiques de tubercules jaunes, caséeux, non ramollis. En aucun autre point du poumon, on ne rencontre de granulations tuberculeuses.

Tous les ganglions bronchiques gauches sont doublés ou triplés de volume et parsemés de tubercules gris ou jaunes. Les ganglions intrapulmonaires sont également tuméfiés et tuberculeux.

Cavité pleurale droite. — La plèvre droite contient de 600 à 800 grammes de liquide citrin. Le feuillet pariétal, à peine épaissi, est d'un rouge vif, parfois vineux et tapissé en quelques points d'une mince couche de fibrine molle. On n'y distingne pas à l'œil nu de nodules tuberculeux. La plèvre pulmonaire offre un aspect identique. Les deux lobes sont unis par un exsudat mou, au-dessous duquel on découvre de petits groupes de nodules gris, transparents. Sur la face externe du lobe moyen existent deux tubercules jaunes, aplatis, du volume d'une lentille siégeant dans l'épaisseur même de la séreuse. Les recherches les plus minutieuses ne révèlent aucun tubercule dans le poumon. Les ganglions péribronchiques sont normaux.

Cœur. — Décoloré, sans autre altération.

Abdomen. — Foie légèrement graisseux. Reins hyperhémiés. Rate normale. Intestin, mésentère et ganglions mésentériques ne présentent rien de particulier.

L'autopsie de la *cavité crânienne* a été faite trop sommairement par un aide, et porte simplement la mention : méninges congestionnées, cerveau sain.

Examen histologique. — Plèvre gauche costale, pulmonaire et diaphragmatique. Ces trois séries de coupes peuvent être comprises dans une description commune.

La plèvre proprement dite, peu modifiée, est recouverte par une membrane dont l'épaisseur varie de 1 millimètre à 1 millimètre 5. Cette dernière présente à considérer un tissu fondamental, des vaisseaux, des granulations tuberculeuses, et enfin une lame de fibrine disposée à sa surface. Vaguement fibroïde dans les parties profondes, la substance fondamentale apparaît transparente et amorphe dans les portions superficielles ; elle est infiltrée d'un grand nombre d'éléments cellulaires, variables de forme et de dimensions, les plus volumineux, rappelant par leurs caractères histo-chimiques les cellules épithélioïdes. Ces divers éléments sont à peu près également répartis dans toute l'épaisseur de la néomembrane ; quelquefois cependant ils constituent de petites agglomérations que l'on peut considérer comme les rudiments des nodules tuberculeux.

Les vaisseaux sont grêles, et d'autant plus serrés qu'on se rapproche de la surface. Les parois en sont purement endothéliales, et, à leur pourtour, se trouvent fréquemment des globules rouges, libres, mélangés aux corpuscules du tissu conjonctif.

Les follicules tuberculeux sont, en général, très nombreux, mais leur répartition est fort inégale. Parfois leur abondance est telle qu'ils semblent à eux seuls constituer toute l'épaisseur de la néomembrane, sur d'autres coupes, ils sont, au contraire, d'une rareté remarquable; Ordinairement conglomérés dans la couche profonde, ils se présentent plutôt sous forme de nodules solitaires vers la surface, bien que dans cette région ils puissent aussi se grouper au nombre de 4 à 5, et former un léger relief visible à l'œil nu. Quelques-uns de ces follicules tuberculeux sont entourés d'une ébauche de capsule fibreuse.

A la surface de la néomembrane s'étale une couche de fibrine compacte et homogène, stratifiée ou disposée en réseaux, dont les mailles sont remplies d'éléments cellulaires. Ce revêtement de fibrine prend racine dans la couche superficielle de la néomembrane par des prolongements plus ou moins épais qui investissent des follicules ou des îlots de petites cellules, supportent les vaisseaux embryonnaires, et semblent servir ainsi de soutien à ce tissu, dont la substance fondamentale est encore molle, sans résistance.

Plèvre droite. — La même description lui est applicable, avec cette réserve que les granulations y sont plus rares et les hémorragies plus communes; celles-ci sont même excessives, constituant, par places, de vrais hématomes.

Observation III

(Thèse de Négrié)

Pleurésie double. — Mort subite

Femme de cinquante-quatre ans, entrée à la Pitié, le 26 septembre 1862, pour une pleurésie droite, part pour la maison de convalescence le 23 octobre, en gardant des frottements. Elle revient le 9 novembre avec une nouvelle pleurésie à gauche et de la fièvre. La malade ne peut se coucher et reste assise dans son lit.

Le 12 décembre à six heures du soir, au moment de la visite, elle ne paraissait pas aller plus mal que d'habitude; elle avait mangé à cinq heures avec appétit. Elle répond très bien au médecin qui l'interroge et l'ausculte. Elle reste assise sur son lit, et une heure après, elle s'écrie : « Mes amis, venez vite, je meurs. » On accourt aussitôt ; elle était morte.

La plèvre droite présente une symphyse pleurale avec des granulations miliaires daus la néomembrane

Poumon droit congestionné, sans tubercules.

Plèvre gauche : adhérences en avant ; renferme en arrière un litre de liquide séreux.

Granulations miliaires dans le tissu cellulaire sous-pleural ; poumon congestionné, sans tubercules.

L'oreillette droite renferme de minces caillots fibrineux plats, non adhérents. Le ventricule droit est rempli dans ses deux tiers supérieurs par un caillot singulier, épais de 3 centimètres, long de 7 centimètres, c'est un long cylindre pelotonné. Il est libre dans la cavité ventriculaire.

La paroi droite du ventricule présente une mince membrane facile à détacher. Au niveau de la branche gauche de bifurcation de l'artère pulmonaire, on trouve un nouveau caillot analogue à celui du ventricule, enroulé ; sa grosse extrémité, dirigée vers le ventricule, est coupée nettement et s'adapte à la petite extrémité du caillot cardiaque.

La surface de ces caillots est formée d'une couche fibrineuse très mince entourant le centre du coagulum qui est formé par du sang uniformément noir.

La saphène interne droite renferme une concrétion sanguine, longue de 19 centimètres, partant en haut, de la partie inférieure du genou. A ce niveau, elle est coupée nettement ; en bas, elle se termine par une pointe effilée.

Sa structure est en tous points identique à celle des caillots trouvés dans l'artère pulmonaire et le cœur droit.

Le calibre de son extrémité supérieure répond à la petite extrémité du caillot cardiaque.

Dans la partie supérieure de la veine saphène, il n'y a pas de coagulation, ni d'altération vasculaire. Foie gras.

Observation IV

(Thèse Oulmont)

Epanchement pleurétique séreux, très ancien. — Mort subite

O...., quarante-cinq ans, boucher, bonne constitution, teint coloré, entra à la Charité le 4 mars 1843, et fut couché salle Saint-Ferdinand, n° 8 (service de M. le professeur Cruveilhier). Cet homme, qui a eu dans le cours de sa vie une fièvre typhoïde et un rhumatisme articulaire aigu, n'avait jamais rien ressenti du côté de la poitrine, lorsque, il y a deux ans, il eut un vomissement de sang. Ce vomissement était survenu brusquement, sans aucun symptôme précurseur. Il fut accompagné d'oppression et d'un certain abattement.

Un médecin, qui fut appelé, nous dit avoir trouvé une apoplexie pulmonaire, sans s'expliquer davantage, et pratiqua une saignée. Le vomissement cessa, mais les crachats restèrent saignants.

Le quatrième jour, il survint de la fièvre avec une toux plus fréquente et une sensation de pesanteur dans le côté droit. La fièvre persista pendant huit jours, les crachats restèrent sanglants.

Le médecin, croyant à une pneumonie consécutive, pratiqua encore deux saignées et appliqua un vésicatoire sur le côté droit de la poitrine. Au bout de vingt jours, tous les symptômes morbides avaient disparu, sauf une oppression modérée qui n'empêcha pas le malade de reprendre son état. Il y a six mois, il eut une ascite considérable qui guérit au bout d'un mois de traitement par les diurétiques et les purgatifs drastiques. L'oppression persista, sans augmenter ni diminuer. Il y a dix jours, le ventre devenait plus volumineux, et c'est pour cela qu'O... entra à l'hôpital.

Il n'y a pas eu de point de côté ; le décubitus est resté indifférent ; le malade dormait avec tranquilité, sans rêves ni réveils en sursaut, et n'avait enfin que de l'oppression.

Le 5 mars, on note : Teint coloré, la figure est celle d'un homme en bonne santé ; oppression modérée augmentant par la marche, surtout par la marche rapide ; parole facile, sans anhélation. Nulle douleur ni pesanteur à la poitrine, décubitus indifférent, habituellement dorsal ; dilatation marquée du côté droit de la poitrine : les espaces intercostaux sont saillants à la partie antérieure voussure thoracique, depuis la région sous-claviculaire jusqu'au tiers inférieur de la poitrine. A la mensuration, la circonférence supérieure du thorax donne à droite 41 cent., à gauche, 40 cent. La circonférence droite, 38 cent., à gauche. 37 cent. et demi. Matité complète du côté droit dans toute sa hauteur, dépassant, en avant, la ligne médiane et s'étendant jusqu'aux cartilages des côtes gauches ; en bas elle dépasse de 3 centimètres le rebord des fausses côtes. Pas de sillon appréciable entre ce rebord et la face convexe du foie. Du côté gauche, sonorité normale. A droite, absence complète du bruit respiratoire excepté au sommet, où l'on entend un souffle léger et assez obscur. Résonnance profonde de la voie perçue dans la moitié supérieure, très obscure dans le reste de la poitrine. A droite, respiration puérile. Le ventre est volumineux, souple, indolent ; on y trouve les traces d'un épanchement médiocre. Point d'appétit, constipation, urine peu abondante ; œdème des extrémités inférieures, pouls mou (78).

Le 15, à la suite d'un traitement par les diurétiques et les pilules de Bontius, l'épanchement de l'abdomen avait presque complètement disparu, mais il reste toujours un peu de dyspnée. Celle-ci est du reste à peine appréciée par le malade, qui est levé toute la journée. Les signes physiques du côté de la poitrine n'ont pas varié (on applique un large vésicatoire sur le côté droit).

Le 25, point de changement du côté des organes thoraciques. La dyspnée est très peu marquée, le malade monte et descend les escaliers, sans être obligé de s'arrêter ; dans ce cas même l'oppression est médiocre. Il n'y a plus de liquide dans l'abdomen. Etat général très bon. (On supprime les boissons nitrées et on donne trois portions.)

Le 27, le malade était très bien le matin et ne se plaignait de rien. Dans la journée il alla au jardin, puis remonta pour se faire raser. Au milieu de cette opération, il se trouva mal, se coucha sur son lit, et mourut. Cela avait duré dix minutes pendant lesquelles sa figure prit une teinte violacée.

Autopsie (trente-six heures après la mort). — *Tête.* — On trouve une cuillerée de sérosité limpide dans les ventricules latéraux. La substance cérébrale est de bonne consistance, très injectée par suite de la réplétion considérable des vaisseaux intra et extracérébraux. Les méninges sont à l'état normal.

Thorax. — Toute la cavité pleurale droite est remplie par un liquide qui s'écoule pendant qu'on enlève le sternum. Ce liquide est de la sérosité un peu trouble, tenant en suspension une grande quantité de matière albumineuse, disposée en flocons épais et étendus. Sa quantité peut être évaluée à deux ou trois litres. Après l'avoir laissé s'écouler, on trouva tout à fait au sommet et à la partie interne une masse du volume d'un citron, solidement maintenue en place par une fausse membrane blanchâtre. Cette masse, adhérente de tous côtés au sommet de la poitrine, est le poumon, affaissé, réduit et transformé en un tissu mou, flasque, sans crépitation et d'une couleur rouge brunâtre assez foncée.

Du reste, il n'offre aucun vestige de lésion antérieure. La membrane qui tapisse la partie externe et inférieure de cette masse lui est solidement adhérente ; elle est dense de l'épaisseur de deux à trois millimètres, et adjacente à un tissu noirâtre qui est induré dans une hauteur d'un demi-centimètre environ. Ce tissu noirâtre tapisse toute la face adhérente de la pseudo-membrane. La cavité pleurale qui contenait cet énorme épanchement est dilatée, sans traces de fausses membranes à la partie postérieure et antérieure ; mais, en bas, la plèvre diaphragmatique et la plèvre costale postérieure qui l'avoisine sont tapissées par une couche pseudo-membraneuse de l'épaisseur d'un à deux millimètres, molle blanchâtre, se laissant détacher avec facilité. En haut, au point où la fausse membrane qui tapisse la partie inférieure du poumon se réfléchit sur les parois costales, elle va en diminuant d'épaisseur, et se perd insensiblement sur la plèvre. L'insufflation n'a été pratiquée qu'après l'extraction du poumon ; elle réussit à lui rendre un volume de deux poings : mais l'ampliation s'est faite aux dépens du sommet : la partie qui avoisine la fausse membrane n'y a que très peu contribué.

Le poumon gauche est uni à la plèvre costale par des adhérences anciennes ; elle est infiltrée d'une grande quantité de sérosité sanguinolente.

Observation V

(Tirée de la thèse de M. Fernet)

Pleurésie double rhumatismale. — Résorption

Marie P..., âgée de dix-sept ans couturière, entre à l'hôpital Necker, salle Sainte-Thérèse, n° 10, dans le service de M. Lasègue, le 15 octobre 1864.

Cette jeune fille est de petite taille et d'une constitution délicate. Elle vit chez ses parents dans d'assez bonnes conditions. La mère est rhumatisante, elle-même a eu, il y a deux ans, une chorée de médiocre intensité qui a duré deux mois.

Au commencement d'octobre 1864, Marie P..., tomba brusquement malade sans cause appréciable. Ses règles habituellement régulières ne firent que paraître et se suspendirent, en même temps que se développaient les symptômes de la maladie. Elle commença à éprouver des douleurs qui envahirent successivement toutes les jointures et elle eut de la fièvre. En même temps elle éprouva des douleurs vagues dans la poitrine et de la difficulté à respirer.

Le jour de son entrée à l'hôpital, 15 octobre, les douleurs articulaires se sont un peu amendées; pourtant on trouve encore un rhumatisme nettement caractérisé, occupant un grand nombre d'articulations, avec épanchement assez abondant dans les synoviales. La fièvre est vive, souffle rude à la base du cœur et au premier temps. Mais ce qui frappe avant tout, c'est une grande dyspnée, marquée par une grande fréquence des mouvements respiratoires.

En examinant la poitrine, on constate un double épanchement pleural occupant la moitié du thorax à gauche, le tiers à droite, matité, absence des vibrations, souffle, égophonie, toux petite sans expectoration. Infusion digitale, nitrate de potasse. Les douleurs reviennent en partie dans les membres inférieurs, les accidents thoraciques demeurant stationnaires.

17 octobre. — On applique six ventouses scarifiées sur la poitrine. L'épanchement droit augmente et occupe, comme celui de gauche, la moitié inférieure du thorax.

Les choses demeurent en cet état jusqu'au 24 octobre. Le liquide épanché dans les plèvres commence à se résorber, et le murmure respiratoire réapparaît dans les parties inférieures du thorax.

En même temps les accidents articulaires diminuent.

30. — Les deux épanchements pleuraux sont résorbés, la fièvre est nulle, les articulations presque libres.

La convalescence se terminait et tout faisait espérer une prochaine guérison, lorsque, le 20 novembre, la malade est prise de fièvre et de dyspnée. On constate une congestion pulmonaire dans le poumon droit, en même temps les mêmes jointures deviennent rouges, gonflées.

Cinq jours après tout était rentré dans l'ordre et la malade sortait de l'hôpital n'ayant plus qu'une anémie très marquée.

Observation VI

Épanchement pleurétique double coïncidant avec la disparition de douleurs rhumatismales. — Guérison rapide.

Un homme, âgé de quarante ans, fortement constitué, entra à la Charité le 26 octobre 1822. Il était alors atteint d'un rhumatisme articulaire aigu. Gonflement et rougeur des poignets, des genoux et du pourtour des malléoles. Fièvre intense ; pas de lésion apparente des autres fonctions. Après avoir été plusieurs fois soigné, ce malade fut pris tout à coup d'une grande oppression, et en même temps les douleurs rhumatismales diminuèrent. Le décubitus horizontal devint impossible ; les traits de la face exprimaient l'anxiété la plus vive. La poitrine percutée rendait un son mat en arrière des deux côtés ; dans cette même étendue, la voix était chevrotante, et le bruit respiratoire présentait la modification qui constitue ce que nous avons appelé la respiration bronchique. Le malade n'avait ressenti aucune douleur dans les parois thoraciques.

(Trente sangsues sur chaque côté du thorax.)

Le lendemain, 28, oppression moindre ; pouls très fréquent. Mêmes renseignements par l'auscultation et la percussion. (Vingt sangsues à l'anus, deux vésicatoires aux jambes.)

Le 29, troisième jour à dater de l'apparition de la dyspnée, le son était moins mat à droite, et de ce côté la respiration bronchique avait été remplacée par un bruit très faible d'expansion pulmonaire, l'égophonie persistait. A gauche, aucun changement n'avait eu lieu. La respiration était beaucoup plus libre. la toux rare, le pouls moins fréquent.

Pendant les quatre jours suivants, le son mat, la respiration bronchique et l'égophonie disparurent ; on entendit partout le bruit respiratoire naturel. La fièvre cessa et la guérison fut bientôt complète, sans que les douleurs rhumatismales aient reparu.

Andral, à qui nous empruntons cette observation, la fait suivre des réflexions suivantes : « Nul doute que ce malade n'ait été atteint d'un double épanchement pleurétique ; la nature des symptômes la prouve suffisamment. Du reste, cet épanchement se forma des deux côtés à la fois, sans qu'aucune douleur l'annonçât. Il se montra en même temps que disparut l'affection rhumatismale. Sa résorption fut rapide ; elle eut lieu d'abord du côté droit. Ce cas prouve qu'un double épanchement pleurétique, quelle que soit la rapidité de sa formation, n'est pas toujours mortel.

BIBLIOGRAPHIE

ANDRAL. — Clinique médicale, 1834.

CHOMEL. — Cliniques recueillies par Requin.

BROUSSAIS. — Traité des phlegmasies chroniques.

OULMONT. — Thèse, 1844.

TROUSSEAU. — Cliniques.

NÉGRIÉ. — Thèse Paris, 1864.

EMPIS. — De la granulie, 1865.

FERNET. — Thèse Paris, 1865.

LORNE. — Thèse Paris, 1870.

PETIT. — Thèse Paris, 1872.

MAINTENON. — Thèse Paris, 1873.

FERRAND. — Thèse Paris, 1881.

Archives de physiologie, août 1886.

GRANCHER. — Maladies de l'appareil respiratoire.

HÉRARD, CORNIL et HANOT. — Phtisie pulmonaire.

Bulletin médical, 24 décembre 1890, n° 102.

Dictionnaire de Dechambre.

Bulletin de l'Académie de médecine, 1892.

Revue des sciences médicales de Hayem, 1882.

Revue de médecine, janvier 1887.

Société médicale des hôpitaux, 1895.

PIOTOY. — Thèse Paris, 1892.

Vu et permis d'imprimer :
Montpellier, le 10 juillet 1896.
Pour le Recteur :
L'Inspecteur d'Académie délégué,
L. YON.

Vu et approuvé :
Montpellier, le 10 juillet 1896.
Le Doyen,
MAIRET.

SERMENT

En présence des Maîtres de cette Ecole, de mes chers condisciples et devant l'effigie d'Hippocrate, je promets et je jure, au nom de l'Être suprême, d'être fidèle aux lois de l'honneur et de la probité dans l'exercice de la médecine. Je donnerai mes soins gratuits à l'indigent, et n'exigerai jamais un salaire au-dessus de mon travail. Admis dans l'intérieur des maisons, mes yeux ne verront pas ce qui s'y passe, ma langue taira les secrets qui me seront confiés, et mon état ne servira pas à corrompre les mœurs ni à favoriser le crime. Respectueux et reconnaissant envers mes Maîtres, je rendrai à leurs enfants l'instruction que j'ai reçue de leurs pères.

Que les hommes m'accordent leur estime, si je suis fidèle à mes promesses! Que je sois couvert d'opprobre et méprisé de mes confrères, si j'y manque!

www.ingramcontent.com/pod-product-compliance
Lightning Source LLC
LaVergne TN
LVHW012012160826
845678LV00002B/785